U0062117

大人照顧者

②

求醫篇

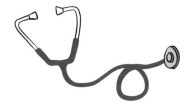

編者的話

文：陳曉蕾

很長一段時間，大家都以為人老了，就會自然得到認知障礙症的病徵：無記性、無意欲外出、性情大變、出現種種行為問題……病徵嚴重的，甚至被當作精神病病人治療。

國際研究指出，已發展地區有一半認知障礙症人士可以確診，而在未發展地區只有約一成，原因是醫生分科太專門、部份醫生覺得認知障礙症可使用的藥物不多，確診亦無法跟進。可是，認知障礙症人士需要斷症，才可以對症下「藥」：不少非藥物治療包括健腦活動、現實導向訓練等，可以延緩病情惡化。

香港過往只有一至兩成病人確診，比例遠比歐美低，直到近年漸多機構推動公眾教育，才多了長者求醫。到底是一般退化，還是患有認知障礙症？應該如何善用公私營醫療系統？這本書會詳細介紹在香港求醫的不同途徑，並且解釋認知障礙症的保險事宜。

　　附錄有兩份「健康護照」，讓照顧者和被照顧者，同樣都可以記下自己的病史，方便管理健康。

目錄

1 ｜ 退化定腦退化？

長者「無記性」，可能只是年老退化，並不一定患
上認知障礙症。認知障礙症還有其他徵兆例如個性
轉變、情緒起伏不定，較易焦慮、發脾氣，有些認
知障礙症人士又會變得冷淡，對以往喜歡做的事失
去興趣。

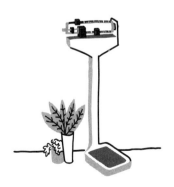

無記性 / 健忘

- 暫時忘記已發生的事，但過後能記起
- 可以照顧自己起居生活
- 外出後能自行回家
- 沒有或很少性格和行為上的轉變

認知障礙症

- 完全忘記已發生的事，彷彿從未發生過
- 日常基本自理、起居的步驟都忘記
- 在熟悉的地方迷路
- 常有性格轉變及出現行為問題，例如脾氣比以前暴躁

資料來源：《認知障礙症 100 問》

測試一：健忘評估表

沒有：長者沒有出現這行為問題。

間中：一星期內出現三至五次，或者每天大概有一、兩次。長者已表現健忘，但仍屬初期，可用不同方法幫助長者保持獨立。

常常：每天都出現這問題或行為，長者應已有一段時間健忘。

	沒有	間中	常常
1. 容易忘記個人的東西及遺失錢財	○	○	○
2. 走失：曾試過迷路，要其他人帶回家	○	○	○

	沒有	間中	常常
3. 煮食時忘記熄火	○	○	○
4. 重複做同一件事	○	○	○
5. 比平時安靜、不合群、開始孤立自己	○	○	○
6. 否認自己有健忘問題	○	○	○
7. 忘記自己有否服藥或重複服用	○	○	○
8. 不能完全講出剛才做過的事或吃過的東西	○	○	○

結果：

第一至四題及七、八題：

如果長者「常常」容易遺失物品、走失、忘記熄火及重複發問等，表示長者有嚴重健忘問題。但若只是「間中」出現此情況，長者處於認知障礙症初期。

第五及六題：

如答案是「常常」，長者可能已知道自己有健忘的問題，只是逃避或否認問題，甚至會孤立自己。這時，照顧者要小心處理，不要和長者正面衝突，以免關係惡化。請找醫護及社工幫助。

資料來源：聖雅各福群會健智網

測試二：
長者認知退化問卷 (IQ-code)

澳洲國立大學教授 Dr. A.F. Jorm 設計問卷《IQ-CODE》，讓家屬評估長者是否患上認知障礙症。家屬填寫問卷時，需要回想長者十年前的情況，再與現況作比較。賽馬會耆智園取得問卷中文版授權，可掃描 QR 碼填寫問卷：

中文版問卷有 26 條問題，完成後，系統會即時得出評分（0-5 分），並初步分析長者的認知能力有否減退，推算患上認知障礙症的機率。若果分數是 3.41 至 5.00，顯示有可能出現認知障礙症徵兆，會作出跟進建議。

測試日期　　　　　　　　　　測試分數

被照顧者值得注意的改變

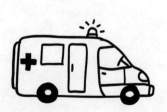

2 ｜ 公立醫院求診

認知障礙症是一種長期病，醫療需要會隨時日改變，不少照顧者考慮到長遠醫療開支，以及後續支援，傾向到公立醫院求診。一些私家醫生也會主動建議病人到公立醫院留個紀錄。目前有約十萬名認知障礙症人士，在公營醫療體系接受治療。

選擇到公立醫院求診，第一步是找方法轉介及排期。

長者有定期在公立醫院覆診嗎？

有 →可以在下次覆診時告訴醫生有關徵狀，並要求醫生轉介至其他專科做評估。

沒有→先到普通科門診，或向相熟的私家／家庭醫生求醫，要求填寫轉介信。

這封信非常重要，醫院會視乎信件內容，判斷個案是否需要提早看診。因此，照顧者陪同長者見醫生時，要清楚陳述長者狀況。

要求醫生寫轉介信八大貼士

1. 別只說家人「最近無記性」

要向醫生清晰地憶述家人的變化，例如生活習慣、情緒出現明顯改變。

2. 強調日常生活中的風險

如果家人曾經走失、出門忘記關火，甚或出外沒有鎖門，都應該請醫生記錄於信中。

3. 要求列明轉介至那個專科

最好拜託醫生在轉介信上列明轉介至老人科或老人精神科。

4. 取得轉介信後盡快預約

醫管局轄下的專科門診只接受近三個月內簽發的轉介信。

資料來源：綜合照顧者分享

曾在瑪麗醫院、廣華醫院等工作的外科專科醫生馬國權曾在網站分享轉介信的重點：

5. 盡量言簡意賅

負責分流的護士、醫生每天需要處理眾多轉介信，判斷病人看症優次，因此轉介信重點要清晰、明確。

6. 轉介信字跡宜清晰

倘若轉介信是由醫生手寫，應留意字跡是否清晰，「唔好太潦」；可禮貌地要求醫生用電腦打字出信。

7. 資料要足、報告要齊

醫療報告有助醫生準確判斷情況。

8. 準備多於一封轉介信

提供不同醫生撰寫的轉介信，內容上可以互相補足。

取得轉介信後

1. **親身預約**：老人精神科及精神科必須親身預約。照顧者可帶同長者的身份證，到所屬地區預約專科門診。

2. **網上預約**：經「HA Go」流動應用程式內的「預約通」，上載轉介信預約申請。遞交後 14 天內會收到預約短訊。

　　不論經由哪種預約方式，在預約時，護士會根據轉介信內容，初步界定長者的緩急情況而安排見醫生的先後次序。不同聯網，輪候時間不同。

記憶診所

在公立醫院負責認知障礙症的是老人精神科和老人科醫生。老人精神科輪候時間比老人科更長，每區都不一樣，多名受訪社工表示在觀塘區要等兩年多、北區要等三年。

部份醫院設有「記憶診所」。瑪麗醫院社工指，港島西有一隊社區團隊，包括社康護士、病人資源中心、家庭醫學部及記憶診所。以該院為例，長者在求診時，若果家庭醫學部發現長者有認知障礙症行為問題，有機會轉介至記憶診所。

緊急情況到急症室

　　認知障礙症徵狀通常不會構成即時生命危險，常被列為穩定個案，所以見醫生後，往往要多等一兩年才可做評估。

　　但若果在輪候期間，長者情況突然劇變，照顧者可安排長者經由急症室送院。

　　有照顧者分享，急症室醫生會視乎病情安排入住內科病房，住院期間有機會安排長者即時進行評估，又或安排病人出院後轉介至日間醫院跟進。這方法如同排「另一條隊」，輪候時間有機會變相縮短了。

STORY
等半年見老人科

照顧者 Eva 的老爺一向有到醫管局九龍中聯網普通科門診覆診，定期拿血壓藥。當發現老爺出現疑似認知障礙症徵兆時，她和奶奶便陪同覆診，並將日常觀察到的行為徵狀告知醫生，「為免老爺不高興，我還特意用英文和醫生講。」

醫生了解情況後，轉介老爺到伊利沙伯醫院職業治療部，由職業治療師進行評估。不過 Eva 說，即使職業治療師作出評估，原來也不可以直接轉介見專科醫生。因此，她又再帶老爺排「街症」，見普通科門診醫生，然後再要求寫轉介信，最後輪候大半年見老人科醫生。

輪候見醫生期間，職業治療部為 Eva 安排照顧者課程，學習如何與認知障礙症人士相處，怎樣透過遊戲減慢退化；又安排老爺參加「生活重整小組」，讓他有機會做訓練。「職業治療部很好，課程對我們很有用。」

普通科門診

職業治療部做評估

回普通科寫轉介信

↓

半年後見老人科醫生

照顧筆記

3 ｜ 私家醫生求診

在公立醫院排期見醫生，往往等候逾年；不少照顧者選擇直接帶長者找私家醫生，盡快確診，以便取得社福機構的認知障礙症訓練服務。

要留意的是，現時長者地區中心提供的智友醫社同行計劃，僅由公立醫院轉介確診者參加。

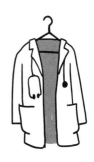

私家醫生確診好處

- 可及早見專科醫生診斷、做評估，公立醫院專科門診新症輪候時間以年計。

- 及早讓醫生按需要處方藥物，減輕認知障礙症人士的徵狀，如認知障礙症人士的認知評估分數不夠低，公立醫院醫生有可能不處方藥物。

- 盡快完成腦部電腦掃描（CT scan）或腦部磁力共振掃描（MRI），如先由公立醫院醫生評估及轉介，排期數月至一年不等。

- 最快一天內可以確診，隨即可安排不同單位的認知障礙症服務。坊間某些服務需要醫生證明才可申請，例如認知障礙症協會的日間中心。

私家精神科醫生診金大約一千元，連同腦掃描、驗血等一般收費大約八千元。

另外，全港十三間私家醫院，大部份有老人科或腦神經專科，部份醫院提供認知障礙症診斷服務「套餐」，收費由三千元至接近萬元不等。

要留意的是，現時本港部份社區照顧服務，只容許公立醫院確診者參加。例如智友醫社同行計劃，獲長者地區中心一系列支援，但參加者必須先經公立醫院確診及轉介。

診斷過程三步曲

1. 醫生首先向病人及家屬了解病人認知功能退化情況及其他疾病，並進行認知功能評估。本港常用的認知障礙症評估為「蒙特利爾認知評估香港版（HK-MoCA）」。

2. 在診症過程中，會按需要安排不同檢查，包括電腦掃描（CT scan）或磁力共振掃描（MRI），以檢查大腦是否有萎縮、腦血管疾病等問題。

3. 安排驗血及其他相關檢查項目，以排除其他病理因素。因為血壓不穩、甲狀腺素分泌失調、缺乏維生素 B12，甚至腎病、貧血、梅毒等都會出現類似認知障礙問題。

在私家醫生跟進長者病情的同時，不少照顧者會同時安排長者輪候公立醫院，並申請醫健通。醫健通是公私營醫療資訊科技平台，讓私家醫生查看長者在公立醫院的醫療報告，例如驗血、腦掃描等，互通資訊，減少重複檢驗。

STORY
私家轉公立

Gabe 的媽媽患有「額顳葉型」認知障礙症。她指媽媽最初看私家內科醫生，後來轉介到公立醫院求診。

她和媽媽屬於港島西醫療聯網，當時輪候專科門診的時間不算長，大約數個月左右便見腦神經內科專科醫生。

Gabe 說，醫生沒有再為媽媽做認知評估，只安排每半年左右覆診一次。她曾問醫生為什麼沒有轉介媽媽至記憶診所，醫生解釋，記憶診所只會為65 歲及以上的病人服務，由於媽媽確診時不足 65歲，故直接由腦神經科負責診治。

私家醫生做評估

↓

確診、取得轉介信

↓

數月後見腦神經內科醫生

STORY
直接轉介記憶診所

　　銀仔起初帶爸爸看私人執業的老人科醫生，並確診認知障礙症。她說爸爸的磁力共振掃描結果，清晰看到腦部萎縮。由於爸爸每半年會到九龍西公立醫院內科覆診，所以這位私家醫生主動提供轉介信，建議他們到公立醫院「留紀錄」。

　　銀仔帶同轉介信及相關報告，陪爸爸到公立醫院覆診。她說，醫生了解情況後，首先替爸爸做認知評估，再安排他定期見職業治療師及臨床心理學家。銀仔曾問醫生，為什麼不用轉介到腦神經內科或精神科？醫生解釋爸爸沒有相關徵狀，所以直接轉介到「記憶診所」覆診。

半年後，醫生、職業治療師及臨床心理學家三方開會討論，確認爸爸患上認知障礙症。

私家醫生做評估

確診、取得轉介信

公立醫院覆診時告知醫生

↓

隨即獲安排做評估

被照顧者求醫注意事項

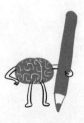

SHARING

我的老爸　求醫記

文：銀仔

　　老爸確診認知障礙症以來，我和媽媽陪他看私家老人科醫生已有半年多，這天如常覆診。

　　「有冇曾經在公立醫院覆診或排隊？」醫生突然問。

　　「幾年前，他曾經入住瑪嘉烈，出院後每半年會到內科覆診。」老爸望著老媽，媽代答。

　　「下次到公立醫院覆診時，可以告訴醫生，先生有認知障礙症，醫生可以幫他轉介專科門診，我可以寫介紹信。另外，你們可以申請醫健通，這是公私營醫療的資訊科技平台。」

　　難得找對醫生，老爸的古怪行為徵狀明顯減

少，我心想：難道醫生想提早退休？就算是退休，也可以介紹另一位私家老人科醫生？我對公立醫院的「漫長等候」感到猶豫，一臉疑惑看著醫生。

「如果在公立醫院收到醫療報告或者做身體檢查，例如驗血、腦掃描等等，通過醫健通，我診所或私家醫院的電腦都可以查看公立醫院的紀錄，我們可以互通資訊，減少重複檢驗，善用資源。」醫生解釋：「這症會隨著時日而變化，緩慢又漫長，所需要的醫療服務會逐漸有所不同；再者，長者在公立醫院留有醫療紀錄並非壞事。」

醫生似乎想得更長遠。我感到意外，因為是私家醫生主動提議從公私營醫療協作方式處理老爸個案，醫生似在說服我們為老爸設立醫療防守戰線。

老爸仍然有自主能力，並不是任由我們擺佈的，要說服他見醫生實在令人傷腦筋，每次做「陪

診員」，我們都是戰戰兢兢。思前想後，最後決定採用雙軌並行方案，同時使用公私營醫療服務來跟進老爸的認知障礙症，為老爸「買保險」。

私家醫生建議老爸去公立醫院後，過了一段時間，我們收到公立醫院專科門診通知——記憶診所，老爸可以到專科門診就診。

風聞公立醫院門診服務是「極速診症」，我想診前準備務必完善。於是知道預約日期後，開始記錄老爸每天的作息時間和統計古怪行為頻率。首次應診，除了帶備統計資料，亦帶上私家老人科醫生的介紹信、處方藥物和 MRI 底片。

醫生先跟老爸問診，我再簡述老爸的病史，醫生逐一細看文件、檔案、統計資料。

醫生抬頭：「我現在幫先生做認知評估。」

老媽和我坐在老爸後面靜心等候。老爸看來很

緊張，努力思索。

「你慢慢想，慢慢做，不用心急，我們有時間。」醫生耐心講解問題，鼓勵老爸，老爸面露歡顏。

老爸這次的評估分數比較之前在私家醫生做的，高了少許。

「有時候，做評估的地點不同，評估員的手法、語氣、聲調，長者前一晚是否睡眠充足，都會影響評估結果，分數只是作為參考用途，你們不用太緊張結果。」醫生清楚地解說。

「我會幫先生安排約見職業治療師和臨床心理學家，會面大約需時三至四個月，我們三方將會商討治療方案，之後會通知你們再來覆診；另外，亦會幫他安排腦掃描，大約要等九個月至一年。」

醫生沒有為老爸的病症下任何結論，亦沒有開藥方。

這次診症否定了我常聽到坊間「極速診症」的傳聞，相反地，這是一次細心、耐心、善心的問診。

四個月內，老爸見了三次職業治療師，每次大約需時一小時，每趟老爸都要做認知評估，評估分數每次都不同。

期間，有六次與臨床心理學家會面，每次大約需一小時至兩小時，初診時，我可伴著老爸；後段，治療師說因版權問題，我只能在診症室外等候。在最後一次會面，臨床心理學家講解老爸幾方面的能力評估結果，包括：推理能力、空間感、專注力、記憶力、執行能力。好消息，是排除了老爸患上抑鬱症的可能。

再到記憶診所覆診已是半年後。

「三方會診得出的結論是：他確診初期認知障礙症，沒有患上抑鬱症。」

「會開藥嗎？」

「他的認知評估分數，未達到開藥的指標。」

「私家醫生開的藥明顯能夠改善他的古怪行為啊，要等到爸爸病情轉差才可以開藥改善嗎？」我詫異。

「這樣吧，我開處方藥物，你們可到社區藥房購買。如果服這藥有成效，我們在下次覆診時再決定。另外，要留意服藥後的反應。」藥方上的藥物名稱跟私家醫生開的藥是相同的，我登時明白，這公院醫生要重新自行釐定老爸的治療方案，私家醫生的診斷只供他參考。

「我們還有什麼可以做嗎？下一步可以做什麼？」

「這個非牟利組織將會在醫院舉辦講座，對象主要是認知障礙症患者的照顧者，太太可以考慮報名參加。」醫生再在儲物櫃找到一份單張。

公務繁忙的醫生竟然會親自為我家找社區服務資料，可能覺得香港找這些資料不易？他又會為照顧者設想，我一向以為這是社工的工作——現實是醫務社工只提供服務予留院病人，職責不包括提供社區服務資訊予非留院病人。我曾經向醫院內的病人資源中心查詢，得到的回覆是找居住地區的社工，病人資源中心未能提供實質的社區服務資源資訊。非留院病人要在「公海」找社區資訊，大海撈針。

難得香港仍然有些有心的非牟利機構，提供社區支援和推廣教育活動，讓大眾認識這病和預防方法。

這次診症又一次否定了我對公立醫院醫生在傳聞中冷漠的形象。雖然在照顧老爸時遇上很多難關，但我深信只要心存善念，老天會眷顧我們的，遇上「仁醫」就是好例子。

銀仔經驗：

1. 要了解作為「陪診員」這角色的重要性。認知障礙症患者有機會未能表達自己的病況，陪診員要事先了解清楚患者的背景和病情進展，才可有效地跟醫生溝通患者的需要。

2. 到公立醫院就診，診症時間緊湊，建議大家做診前準備，先組織想跟醫生討論的重點，備妥相關文件，讓醫生有足夠資訊設定治療方案，增加診斷的效能。

3. 認知評估會受外在因素影響結果，只供醫生參考，並不是醫生取決治療方案的唯一標準，家人無必要視此為金科玉律。

4. 公立醫院醫生與私家醫生在藥物治療的取態和用藥指標各有不同,而藥物對患者的成效亦因人而異;有需要時,建議家屬多找一位醫生給予意見。

5. 建議認知障礙症患者的家人或照顧者參加相關講座,有助認識此症和學習照顧方法之餘,亦能為應對未來做好準備;亦可從中認識資深「同路人」,汲取同路人的經驗而學會照顧患者。

4 ｜ 社福機構評估

公立醫院見醫生輪候時間以年計，私家專科醫生收費高昂；坊間一些非政府機構原來亦有提供價格相宜、甚至免費的初步評估服務，並會提供後續支援。

賽馬會耆智園 「賽馬會早發性腦退化症支援計劃」

- 由醫生進行免費評估及診斷認知能力

- 免費由專職個案經理跟進，向確診患者及其照顧者提供十節照顧課程，如生活指導、照顧技巧、溝通策略等，為期三至六個月

- 提供照顧者網上學習平台，協助規劃照顧計劃

- 轉介予計劃指定的專科醫生、言語治療服務、職業治療服務或家庭治療服務

服務對象：40 至 60 歲懷疑或確診患早發性認知障礙症的人士及照顧者、61 至 65 歲懷疑或確診患早發性認知障礙症、現未有接受其他認知障礙症相關服務的人士及其照顧者

中心地址：新界沙田
亞公角街 27 號

查詢：

高錕腦伴同行流動車服務

- 流動車每日在全港 18 區不同地點停泊
- 由社工及護士進行免費評估，需時約半小時，評估包括現實導向、記憶力、專注力、計算能力及語言能力
- 提供不同訓練，如記憶訓練、自理能力訓練、懷緬治療等
- 提供四節支援小組課程，內容包括：腦退化簡介、溝通訓練、社交訓練、社區資源

服務對象：懷疑記憶缺損的人士、記憶缺損人士的照顧者、公眾人士

查詢：

認知障礙症協會 「認知障礙症流動診療車」

- 由職業治療師、護士及社工進行免費評估及診斷
- 由醫生提供不多於兩節的免費臨床檢查及診症，按需要安排腦部造影及驗血
- 確診者可獲安排不多於五節的覆診跟進，按需要配藥。須收取藥費，綜援或長者生活津貼領取者免費
- 認知刺激活動、大腦健康教室
- 照顧者技巧及情緒支援

服務對象：懷疑出現早期認知障礙症徵狀人士、暫未接受任何認知障礙症相關資助服務的人士

服務地區：屯門、天水圍、上水、粉嶺、觀塘、柴灣

查詢：

智活記憶及認知訓練中心

- 由職業治療師評估認知能力、自理能力、情緒及行為問題，時長約一小時，附評估報告
- 協助設計認知訓練計劃
- 快速轉介到其他醫院或醫務所作診斷
- 於九龍灣中心評估收費 $800，九龍區到戶評估收費 $1000，新界及港島區到戶評估收費 $1200 起（截至 2022 年 9 月）

服務對象：懷疑出現早期認知障礙症徵狀人士

服務地區：九龍灣彩霞邨
彩星樓地下 4 號

查詢：

　　香港約有二十間專為認知障礙症而設的自負盈虧日間照顧中心，大多有職業治療師、護士或社工可以初步評估，部份中心需要患者先有醫生確診，也有部份中心經過社工等初步評估，已經可以自費使用服務，同時再輪候確診。

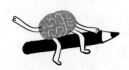

照顧筆記

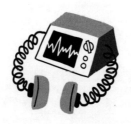

5 | 陳龍達醫生專訪

老人科專科醫生陳龍達被譽為「照顧者之友」，公立醫院事務繁忙，仍會抽出額外時間，關心照顧者需要。他坦言現時認知障礙症的醫療科技未有大進展，醫生、藥物都比不上照顧者陪伴。

由認知障礙症照顧者組成的「照顧者大大聲 Carers Voice」專訪陳龍達醫生，了解食藥問題、平時覆診如何向醫生說家人情況、如何減少入醫院，以及他期望香港可以有的認知友善醫院。

見醫生前 五大重點

認知障礙症長者睇醫生，因為不懂表達，常常有理說不清。照顧者其實好多方法可幫忙，讓醫生在看診的短時間內，更能掌握患者狀況。

陳龍達醫生建議照顧者可在見醫生前，留意及記錄以下五大重點：

1. 具體形容行為變化

家人常說認知障礙長者「好亂」，但醫生要知道何為之亂？「有啲亂係認唔到家人，有啲亂係原本識自己食飯，嗌家唔識要人餵。要將留意到的真實現象，話畀醫生聽。」陳龍達強調，照顧者與醫生的溝通需準確，有助醫生分析患者的認知能力變化。

2. 愈多生活例子，醫生愈易了解

　　與醫生溝通，照顧者可以多舉生活例子，形容具體情況。例如見到患者皺眉頭，估計他可能感到痛，照顧者可交代當時場景及痛楚位置。又例如患者以前懂自行食飯，現在拿不起筷子，是失用症（apraxia）引致無法運用工具，還是出現淡漠（apathy）缺乏動力照顧自己？照顧者可把觀察告訴醫生，讓醫生進一步診斷。

3. 拍片記錄病人異狀，醫生聽到又睇到

　　若情況許可，照顧者可善用科技，拍片記錄長者情況，令醫生除了聽以外，可以看到資訊，對診症會有幫助。

4. 最想跟醫生說什麼？

見醫生的時間有限，有照顧者擔心未必懂得即場發問。陳龍達提醒，照顧者帶長者覆診「唔係考試，最重要係表達呢段時間最關心嘅嘢。」例如直接說出長者跌倒數次，或近日吃飯吃得不好，把日常生活中最明顯、照顧者最在意的變化告訴醫生。

5. 看診不要有前設

家人講出觀察和擔心便可，不應一開始已作定論，「例如話：『我覺得佢呢排無胃口，應該係尿道炎。』」只需說出長者精神差、胃口差等客觀的事實，否則有礙醫生診斷。

被照顧者的行為變化及例子

最想問醫生什麼？

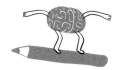

醫生診症 五大範疇

陳龍達特別提出，醫生診症時會考慮的五大範疇，照顧者覆診前可作準備。

1. 血壓及脈搏

血管健康會影響認知障礙症進程，而藥物會影響血壓和心跳。家人可幫手留意和記錄。

2. 認知能力變化（記憶力、表達能力等）

可留意長者有沒有較以前「唔記得多咗或快咗唔記得」、表達能力有否變化、是否仍懂得用筷子和匙等。醫生不只是看認知測試的分數，還看重病徵的變化。

3. 情緒、精神狀況

有沒有出現幻覺、幻聽，或變得有攻擊性，這些變化可能是因身體出狀況或藥物影響。

4. 用藥情況

食到藥？肯不肯食？統統要留意。

5. 有否跌倒或嗆到

認知障礙症兩大風險是跌倒導致骨折，以及嗆到引發肺炎。患者若嗆到而不懂表達，可能會選擇不進食，或吃了也吐出。

講完，醫生冇反應？

有照顧者表示，醫生對照顧者講解的病情沒什麼回應，陳龍達笑言如資訊量太多，醫生未必可即時回應，建議照顧者可帶出重點，詢問最想知道的答案，譬如需否再調查患者的行為問題？是否需要換藥、抽血？

陳龍達明白，患者的病情變化或令照顧者十分緊張，「適當地畀佢講吓、釋放壓力係需要的。」照顧者壓力得以紓緩，才能處理好長者的情況。

照顧筆記

記得問醫生的事

與醫生溝通心得

疑問

點減少入院？

照顧者最怕長者入醫院，因入院往往與死亡掛勾。陳龍達強調，認知障礙症長者入院，最多是因精神紊亂、脫水、感染或其他痛症，非樣樣致死。

曾有研究發現，長者留院愈久，身體會出現愈多不良變化，包括肌肉力量減弱、肺活量轉差、骨質流失、皮膚容易受損等。認知障礙症患者的風險更高，加上不熟悉環境、人物及病房流程，特別容易跌倒。

想減少認知障礙症人士入院的機會，照顧者在平日可多加預防，不妨參考陳龍達以下幾點建議。

1. 要打流感針

　　長者容易患上肺炎，尤其認知障礙症患者，陳龍達建議接種流感疫苗。「長者接種疫苗後，仍有機會感染流感，但會大大減少嚴重併發症及死亡的風險。」而同住照顧者也應考慮接種，照顧者感染流感後，可能病徵輕微，但身體帶有病毒。一旦傳染長者，長者容易出現嚴重反應。

2. 最緊要飲水

　　老人家不喝水的因素很多，例如口渴感覺減弱，或避免上廁所。陳龍達提醒，人體水份不足，會容易生病，易暈、易跌、易有尿道炎。

氹長者飲水，陳龍達建議兩大妙法：

陪飲：「長者成日被人叫飲水，但又睇唔到其他人飲，咁就難啲（說服佢）。」

用細杯：每次喝一點，喝完可稱讚：「好叻喎，飲晒成杯。」一天下來便積少成多。不妨為長者安排專屬水壺，以便準確知悉每天喝水份量。若身體無特別問題，每天可喝四至六杯、甚至八杯水，最好是在黃昏前喝完。

要注意水份是指清水，不是湯、茶、果汁，否則身體需額外排走有顏色飲料內的鹽份和糖份。

3. 增強長者胃口

認知障礙症患者隨著病情發展，會出現吞嚥困難、胃口轉差、忘記需要進食或曾否進食、年紀老化令味覺變差，而減少活動，亦會影響胃口。

想令長者多吃一點，陳龍達強調第一原則是陪食。第二是要投其所好，給他想吃的東西。若真的吃不下，唯有餐中間加杯奶或小麵包，味道要對長者胃口，「有長者在家唔食嘢，但嚟到醫院會食叉燒飯，也有病人食某牌子炸雞。」所以要平衡戒口或進食。

鹹少少可以嗎？陳龍達認為，若長者完全不吃致日漸消瘦，問題會更嚴重，所以更重要是衡量整體卡路里夠不夠。營養方面，長者一定要有足夠蛋白質，否則會出現肌肉流失。三餐也要有肉，而白肉較紅肉好。不是不吃紅肉，而是可多點吃白肉。若牙齒不好不想吃，可拆魚肉撈飯撈粥，蒸豆腐與

蒸水蛋也是經濟而有足夠蛋白質的餸菜。

此外，長者大多不愛「乾噌噌、凍冰冰」的食品，口太乾難吞嚥，也會覺得食物苦，進食前飲一啖水，會令食物好吃點。

第三是注意照顧規律，定時定候吃飯會令長者較易適應。

* 更多與長者飲食相關的對策、疑難、經驗分享，可參閱《大人照顧者》系列〈4 食物篇〉。

4. 適量運動防退化

即使在疫情下，也可在非繁忙時間，去一些較少人聚集的空曠地方走動一下，或坐輪椅外出曬曬太陽，促進骨骼健康。日間多活動，晚上會睡得好些，胃口也好些。陳龍達強調，這些日常生活的細微處，好像很簡單，但其實是照顧者最需要關顧的事。

被照顧者在醫院的情況

試過什麼方法減少入院

認知友善醫院

一般急症醫院內病房太逼、流程太趕，照顧者有時想多問一句，也怕影響醫護工作流程。若認知障礙症患者可以有專屬病房，照護情況會否不一樣？

陳龍達表示，香港部份醫院已開始有類似概念和規劃，其中聯合醫院已設立認知友善病房。因應患者難以分辨晝夜，不易配合按時食藥等治療，而到夜晚醒了又可能大叫，設計會特別著重調節患者的日夜節奏。

總體而言，設計具備五大特色：

特色一：加大指示牌

　　覆診紙、藥袋，甚至在醫院內搭軨等資訊，很多時不方便患者與照顧者查閱。認知友善醫院會加大字體，所有箭嘴用白色加深色背景，使用清楚的對比顏色。

特色二：天窗辨晝夜

　　有點似外國商場，以不夜天幕鼓勵購物。病房內其中一區會採用假天花圖案，幫助仍可活動者走過時留意到何時是日頭、何時是夜晚。將來或可考慮裝修病房時，在每張病床的天花板投影。

特色三：壁畫安定心神

在病房的某些角落增設以大自然作為題材的壁畫，長者可在此吃飯和休息，「感覺冇咁醫院」。

特色四：小型護士站

有別於以往把所有護士集中在一處，認知友善醫院每房或每區皆設小型護士站，以便看到「區內」長者情況和需要。

特色五：柔和色調

感覺不冰冷。對於《建築物條例》規定醫院設施要用白色，陳龍達指可慢慢改變既有思維，外國的長者友善醫院、認知友善醫院會加入建築署做規劃。現時一些醫院進行重建計劃時，已加入新思維，較接受以病人為本位的改變與規劃。

防走失也重要

　　除聯合醫院外，陳龍達指已完成翻新的東華三院黃大仙醫院、香港佛教醫院，也加入了防走失設施、感應手帶等，這對避免認知障礙症患者跌倒或走失很重要。

照顧者大大聲：
食藥知多啲

影片：

照顧者大大聲：
點同醫生講家人情況？

影片：

照顧者大大聲：
認知障礙症患者
點樣減少入醫院？

影片：

照顧者大大聲：
好想有認知友善醫院

影片：

照顧筆記

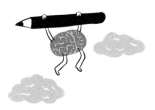

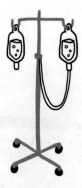

6 | 認知障礙症保險攻略

香港人預期壽命全球最長，高齡時患上認知障礙症的風險亦隨之增加，傳統或者自願醫保產品，能否對患者及其照顧者提供足夠的保障？

STORY
見嫲嫲患病　決定加保費

李小姐三十出頭時，因為同齡好友患癌，於是購買危疾保險保障自己，當時保險公司承保的疾病種類名單很長，但好些疾病似乎不大可能患上，例如象皮病。直到李小姐年過四十，祖母患上認知障礙症，她才認真檢查自己購買的危疾保單是否包括認知障礙症。

受保危疾名單上有認知障礙症，但可領取的時間是「失去自理能力」，李小姐看到祖母數以十年的病情發展，知道到這樣後期，就算獲得保險也沒法自行使用。「失去自理能力才賠，都要留畀家人，和人壽冇分別！」李小姐向保險經理查問，才知道也有經醫生確診就賠償的例子。

後來李小姐加了保費，同時調整保險組合，但她不太清楚實際增加金額是多少：「我印象中只是數十或者百多元，總之並不是大數。」她說：「希望未來萬一我有這病，確診時還有自理能力攞錢，可以支付聘請外傭、見職業治療師、上門培訓員，甚至另類治療等開支。」

STORY
兩份危疾保險皆獲賠償

陳女士現年 70 歲，本身是企業老闆，六年前分別從兩間保險公司各買了一份危疾保險。去年她覺得記憶力變差，初時以為是腦瘤，還約保險經紀了解保險細節。後來私家醫院的老人科醫生診斷她患上認知障礙症。

Dony 入行 12 年，是陳女士的保險經紀，他形容當時陳女士還「好醒目」：「她自覺記性差，驚有事，帶丈夫一起來了解自己所有保單。」然而確診後第二次見面，陳女士已經數次不認得身邊的丈夫。

陳女士和丈夫交齊文件，經過三星期審批，Dony 的保險公司賠足 100 萬；另一保險公司則要

求必須由腦神經科註冊醫生診斷，折騰了數月才獲得賠償。當時 Dony 親自交支票給陳女士，丈夫也在旁邊。

「我們公司賠足 100 萬，其實這數目很少。因為這病很依賴照顧者，我覺得最大的經濟損失是親人要離職照顧，她丈夫是另一公司的老闆，現在要退下來照顧太太。之後情況變差，可能要長期請私家看護。」Dony 指陳女士當年向他買的是高端醫保和多重保障的危疾保險，因為 60 歲後買，保費每年七萬多元，危疾保額 100 萬，保障至 85 歲。

是次陳女士確診認知障礙症，獲賠 100 萬，從此豁免保費，之後仍有其他保障。因為她的危疾保險列明，如首十年內索償，保險公司會額外給予 30% 保額，即日後如果她不幸患上其他危疾如癌症，仍可索償。

Dony 坦言：「買危疾，多數人關注癌症，對認知障礙症關注不多，甚至不知有得保。」他指 60 歲以上買危疾保險，保費貴且保額不高，槓桿效應相對小，建議最好 50 歲或之前購買，當購買年期和病發時間距離愈遠，核保會愈寬鬆。

他特別提醒購買保險後，要每年與經紀檢視保單：「不少人出事，才發現保額唔夠，投保後不要縮埋雙手。不同階段有不同需要，加上醫療通脹，最好每年跟經紀確保保單切合最新需求。」

STORY
被評定失去精神行為能力

Gabe 是家中獨女，未到 30 歲，父親便因中風離世，母親亦被確診患有認知障礙症。母親情況急轉直下，最初還可以去銀行取錢，但很快就被醫生評定失去精神行為能力，無法再理財。由於父親立下遺囑，把所有財產留給母親，Gabe 不能運用父母的資產照顧母親，頗為徬徨。

「我當時發現母親有幾份已供完的銀行儲蓄保險，很想提取金錢應急，但不知可以怎樣做。」她最後需要向高等法院申請，成為母親的產業受託監管人，才可以在公共律師監管下，把母親所有現金、外幣、連同已到期的儲蓄保單等，一併轉入一個銀行戶口使用，每月嚴格記錄開支細項。

資深保險經理蔡英豪建議投保人可以在具備精神行為能力時，先找醫生和律師辦「持久授權書」，就算日後因為患上認知障礙症，同時被醫生評定失去精神行為能力，授權人仍然可以處理保單，運作彈性亦較大。否則就要向監護委員會申請監護令，或向法庭申請委派受託監管人，手續繁複，需時三個月至一年。

近年一些保險產品會讓投保人預先指定代理人或受益人，例如滙豐保險的年金計劃可以讓投保人指定其中一位身故賠償受益人為「收益人」，以收取每月認知障礙入息。在保單生效期間，亦可以書面通知更改認知障礙保障收益人。

保誠也有醫療及危疾產品「預設保單服務」，讓受保人委任「指定人士」。保單持有人一旦失去精神行為能力，「指定人士」可通過簡易手續，在較短時間內取得賠償。

索償七大注意點

全港認知障礙症人數超過十萬，未來更會倍增，一般保險醫保產品卻未必切合患者的需要，例如這病只有三成靠藥物治療，其餘主要靠健腦培訓、音樂、園藝等非藥物治療，護理時間更可以長達十數二十年。綜合多名資深保險經紀意見，有以下數點需要留意：

1. 不是所有醫生都可作診斷？

留意保單有否列明需要特定專科醫生、達某種程度或指定診斷方式。建議找私家醫生盡快診斷，需要補充文件亦會較快；公立醫院排期可長達半年至一年，補充文件亦動輒要等三個月。

例如滙豐的年金計劃對認知障礙症人士有額外保障，如要被列為「嚴重認知障礙」情況，需符合以下條件：

- 獲腦神經專科醫生、精神科專科醫生或神經精神科專科的註冊醫生明確診斷是「嚴重永久性認知障礙，而受保人因此永久需要他人持續監護的情況」

- 在滿分為 30 分的簡短智能測驗中，得分低於 10 分
- 索償必須於受保人發覺患上嚴重認知障礙後 90 日內提出

　　至於宏利的「活耀人生危疾保 2（加強版）」，則對認知障礙症作以下定義：受保人經臨床或認可問卷測試，證實患上阿茲海默症或不可還原之器質腦退化性疾病，而出現智能逐漸退化、喪失或異常行為，導致智力及社交活動能力嚴重減退，必須持續依賴他人照護。

　　條款不像滙豐保險列出的醫生資格或測驗分數，屆時相當依靠醫生和保險公司理解是否屬可賠償範圍。

2. 投保前已有狀況？

投保時要注意保單細節。同樣以滙豐的年金保單為例子，投保前「已存在的狀況」是不受保的。這些狀況包括：「受保人出現認知障礙徵兆或病徵，其包括但不限於喪失記憶力、難以管理時間、不能夠在工作場所、家居或社區獨立活動或缺乏能力照顧自己。」

以下情況促成的嚴重認知障礙，亦不受保：

▪ 任何自己蓄意造成的傷害或企圖自殺，不論神志是否清醒

▪ 受酒精或非由註冊醫生處方的藥物影響而中毒

- 任何人體免疫力缺乏病毒（HIV）或任何與 HIV 有關的疾病，包括後天免疫力缺乏症（即愛滋病），或任何由此而致的突變、衍化或變異
- 所有精神疾病相關成因
- 可逆轉之器質退化性腦病

3. 診斷費會否賠償?

　　視乎所買的醫療保障範圍,無論自願醫保或傳統醫保,投保人到日間診斷中心照電腦掃描(CT scan)、磁力共振掃描(MRI)或驗血等「診斷性」檢查,都有機會獲得賠償。前提是必須有醫生轉介,證明有需要作進一步診斷。

　　在沒有症狀下,一般「預防性」身體檢查,並不受保。

4. 住院費有得賠？

有些醫生會安排認知障礙症人士住院，觀察藥物反應，尤其是精神科藥物，若然有買住院保險，而醫生建議住院，住院費理論上是在受保範圍。

至於出院後的保障，自願醫保、傳統醫保及高端醫保的保障有所不同。有些高端醫保對復康治療的保障範圍較廣，包括診症、處方西藥、物理治療、職業治療等。認知障礙症人士因為住院引起的門診跟進及藥費理應獲賠，賠償次數及有效日期要視乎保單。

5. 覆診費無得賠？

如果確診認知障礙症，毋須住院或做任何相關手術，只是定期覆診或服藥，很大可能不在醫保的受保範圍。

然而病情發展到後期，出現意外跌倒骨折，或者吞嚥「落錯格」導致肺炎，這些仍然是一般住院醫保的受保範圍。

6. 認知訓練無得賠？

縱使醫生建議去日間中心做認知訓練，或者轉介職業治療師上門做訓練，但保險公司考慮的關鍵是「醫療需要」，加上考慮緊急程度，一般都拒絕賠償。

7. 可以請私家看護？

　　一些保單上列明出院後，可以涵蓋聘請私家看護的費用，例如有些包一日 $500，出院後 30 日等。

　　認知障礙症人士若因為治療肺炎等出院，亦有機會受惠，但留意私家看護需要有認可資格，並不能聘請外傭，就算外傭本身有原居地護士資格，一般不會獲償。

認知障礙症受保計劃

針對認知障礙症保障，保險公司推出不同的保險計劃，包括多重危疾保險，確診後除了一筆過賠償外，亦會長期提供固定賠償。

但有保險公司列明，只會就認知障礙症作一筆過賠償，賠償後保單隨即終止，投保時需留意。

以下是六個受保計劃，僅供參考，詳情請聯絡保險公司。

AXA 安盛 「摯愛保」危疾保障		
投保年齡	0 歲至 65 歲	
索償條件	85 歲前確診中度嚴重認知障礙症	85 歲前確診嚴重認知障礙症
賠償額	一筆過賠償20%保額	一筆過賠償100%保額。下個保單年度起，每年獲6%保額作為照顧者年金賠償
保障期	至100歲，或直至確診嚴重認知障礙症	至100歲

英國保誠「長期護理附加保障」	長期護理保障	「智安排」預設保單服務
投保年齡	46 歲至 75 歲	
索償條件	醫生書面證明患有功能障礙，即至少連續 90 日未能做到三項或以上日常活動	
賠償額	按保費每月賠償 1,250、650 或 350 美元	
保障期	至 100 歲	
額外支援	▪ 免費預設保單服務：受保人預先委任的指定人士，失去精神行為能力後可代領賠償 ▪ 每兩年一次免費醫療檢查	

宏利「樂齡關懷保障計劃」	

投保年齡	55 歲至 80 歲
索償條件	確診早期、嚴重認知障礙症或柏金遜症
賠償額	每年賠償 10% 保額
保障期	至 100 歲，確診為嚴重認知障礙症後毋須再繳付保費
額外支援	▪ 為期一年的特別關愛計劃，為患者提供基本居家照顧服務、護士或其他專業人士定期探訪 ▪ 保單生效一年後，每兩年可享一次免費身體檢查

| AIA 友邦保險
「愛伴航」人壽及危疾保障 | |

投保年齡	初生 15 日至 65 歲
索償條件	確診認知障礙症
賠償額	▪ 一筆過賠償 100% 保額 ▪ 年滿 85 歲後，如簡短智能測驗（MMSE）取得 10 分或以下，每年獲賠償 6% 保額
保障期	直至身故

富通保險 「按您想」壽險計劃	
投保年齡	初生 15 日至 70 歲
索償條件	確診嚴重認知障礙症,並至少連續三個月失去三項指定日常活動能力
賠償額	▪ 一筆過預支全數身故賠償 ▪ 如投保後首 20 年確診,可獲額外 50% 身故賠償
保障期	賠償後保單隨即終止

滙豐保險 「認知障礙保障」*	「盈達」 年金計劃	「裕達」 年金計劃
* 為自選附加保障，須繳額外保費		
投保年齡	55 歲至 70 歲	
索償條件	於儲蓄期確診嚴重認知障礙症	於年金期確診嚴重認知障礙症
賠償額	獲全數退還已繳付的保費	每月額外獲發多一倍的保證年金，上限為三萬港元
保障期	賠償後保單隨即終止	直至受保人身故或年屆 99 歲
額外支援	全自動視網膜圖像分析：分析認知障礙症風險，再由護士提供健康資訊	

照顧筆記

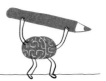

附
健康護照 Health Passport

管理健康，其中一個有效方法就是記錄病史，方便與不同醫生更詳細討論。

但不是很多香港人有家庭醫生，很多時都是自行看診所醫生、專科醫生，也常看中醫師食中藥等。

香港目前有電子健康記錄互通系統「醫健通」，讓大家自願登記，然而目前在公私營醫療系統並不完全互通，病人也沒法自行查閱。而香港中醫大部份都沒有完整的病歷系統，遑論可以讓中西醫互相知悉。

目前已經有一些手機程式可以自行記錄，附件的健康護照 Health Passport，希望可以幫助大家記錄及管理自己的健康。

被照顧者的健康護照

1. 基本健康資料

姓名

出生日期

血型

家族病史 *

(* 直系親屬包括父母兄弟姐妹等，曾患過相同的疾病)

被照顧者健康護照 Health Passport

日期	身高	體重

血壓	血脂	血氧	血糖

2. 醫護聯絡人資料

姓名

電話

關係

（家屬、朋友、照顧者、社工等）

注意事項

姓名

電話

關係

（家屬、朋友、照顧者、社工等）

注意事項

姓名

電話

關係

（家屬、朋友、照顧者、社工等）

注意事項

3. 主要醫護人員

醫護專業類別

姓名   電話

地址

注意事項

醫護專業類別

姓名   電話

地址

注意事項

醫護專業類別

姓名 　　　　　　　　　電話

地址

注意事項

醫護專業類別

姓名 　　　　　　　　　電話

地址

注意事項

醫護專業類別

姓名   電話

地址

注意事項

醫護專業類別

姓名   電話

地址

注意事項

4. 就診紀錄

日期   負責的醫師

診斷

附註

日期   負責的醫師

診斷

附註

日期   負責的醫師

診斷

附註

日期   負責的醫師

診斷

附註

日期   負責的醫師

診斷

附註

日期   負責的醫師

診斷

附註

5. 長期服用的藥物

藥物名稱	藥物用途	份量

服藥時間及份量	開藥醫生	注意事項

藥物名稱	藥物用途	份量

藥物敏感

服藥時間及份量	開藥醫生	注意事項

6. 曾經做過的手術

日期　　　　　　　　　　　手術名稱

手術內容

注意事項

日期　　　　　　　　　　　手術名稱

手術內容

注意事項

日期　　　　　　　　　　　手術名稱

手術內容

注意事項

日期 　　　　　　　　　　手術名稱

手術內容

注意事項

日期 　　　　　　　　　　手術名稱

手術內容

注意事項

日期 　　　　　　　　　　手術名稱

手術內容

注意事項

7. 醫療意願
希望醫護人員

盡量讓我參與所有醫護決定　　　　　○

盡量協助我與家屬商量　　　　　　　○

不需要讓我知道太多　　　　　　　　○

原因

其他

晚期醫護意願
治療目標

用盡所有方法延長生命　　　　　　　　　　　　○
希望可以延長生命，但不想太辛苦　　　　　　　○
考慮生活質素，多過生命長短　　　　　　　　　○
首要維持生活質素　　　　　　　　　　　　　　○

原因

其他考慮

治療方案

接受所有可以維持生命的治療　　　　　　　　　○
嘗試治療，定期評估，無效即停　　　　　　　　○
不希望用入侵性的治療（包括穿過皮膚注射任何東西，
或在口腔等插入儀器）　　　　　　　　　　　　○
最緊要減少不適，主要控制和紓緩病徵　　　　　○

原因

其他考慮

希望接受照顧的地方

自己的家 ○　　親友的家（ ＿＿＿＿＿＿ ）○　　醫院 ○
提供紓緩治療的病房或院舍 ○　　安老院舍 ○

原因

希望誰照顧

家人 ○　　外傭 ○　　上門護理員 ○

原因

例如當無法自己洗澡，希望誰幫忙？

家人 ○　　外傭 ○　　上門護理員 ○

原因

最想和誰討論？

最想誰陪伴？

預設醫療指示

醫院管理局 小冊子	

醫院管理局 預設照顧計劃 指引	

醫管局預設醫療指示範本

精神上有行爲 能力成年人	

精神上無行爲 能力成年人	

捐贈器官登記	

賽馬會安寧頌 安心包	

賽馬會安寧頌 吾該好死	

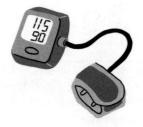

照顧者的健康護照

1. 我的健康資料

姓名

出生日期

血型

家族病史 *

(* 直系親屬包括父母兄弟姐妹等，曾患過相同的疾病)

日期	身高	體重

血壓	血脂	血氧	血糖

2. 醫護聯絡人資料

姓名　　　　　　　　　　　　電話

關係　　　　　　　　　　（家屬、朋友、照顧者、社工等）

注意事項

姓名　　　　　　　　　　　　電話

關係　　　　　　　　　　（家屬、朋友、照顧者、社工等）

注意事項

姓名　　　　　　　　　　　　電話

關係　　　　　　　　　　（家屬、朋友、照顧者、社工等）

注意事項

3. 我的醫護

醫護專業類別

姓名   電話

地址

注意事項

醫護專業類別

姓名   電話

地址

注意事項

醫護專業類別

姓名   電話

地址

注意事項

醫護專業類別

姓名   電話

地址

注意事項

醫護專業類別

姓名   電話

地址

注意事項

醫護專業類別

姓名   電話

地址

注意事項

4. 就診紀錄

日期　　　　　　　　　　負責的醫師

診斷

附註

日期　　　　　　　　　　負責的醫師

診斷

附註

日期　　　　　　　　　　負責的醫師

診斷

附註

日期   負責的醫師

診斷

附註

日期   負責的醫師

診斷

附註

日期   負責的醫師

診斷

附註

5. 長期服用的藥物

藥物名稱	藥物用途	份量

服藥時間及份量	開藥醫生	注意事項

藥物名稱	藥物用途	份量

藥物敏感

服藥時間及份量　　開藥醫生　　　注意事項

6 . 曾經做過的手術

日期   手術名稱

手術內容

注意事項

日期   手術名稱

手術內容

注意事項

日期   手術名稱

手術內容

注意事項

日期   手術名稱

手術內容

注意事項

日期   手術名稱

手術內容

注意事項

日期   手術名稱

手術內容

注意事項

7. 醫療意願

希望醫護人員

盡量讓我參與所有醫護決定　　　　　　　○

盡量協助我與家屬商量　　　　　　　　　○

不需要讓我知道太多　　　　　　　　　　○

原因

其他

晚期醫護意願

治療目標

用盡所有方法延長生命 ○

希望可以延長生命，但不想太辛苦 ○

考慮生活質素，多過生命長短 ○

首要維持生活質素 ○

原因

其他考慮

治療方案

接受所有可以維持生命的治療 ○

嘗試治療，定期評估，無效即停 ○

不希望用入侵性的治療（包括穿過皮膚注射任何東西，

或在口腔等插入儀器） ○

最緊要減少不適，主要控制和紓緩病徵 ○

原因

其他考慮

希望接受照顧的地方

自己的家 ○　　親友的家（＿＿＿＿＿＿）○　　醫院 ○
提供紓緩治療的病房或院舍 ○　　安老院舍 ○

原因

希望誰照顧

家人 ○　　外傭 ○　　上門護理員 ○

原因

例如當無法自己洗澡，希望誰幫忙？

家人 ○　　外傭 ○　　上門護理員 ○

原因

最想和誰討論？

最想誰陪伴？

預設醫療指示

醫院管理局 小冊子	

醫院管理局 預設照顧計劃 指引	

醫管局預設醫療指示範本

精神上有行爲 能力成年人	

精神上無行爲 能力成年人	

捐贈器官登記	

賽馬會安寧頌 安心包	

賽馬會安寧頌 吾該好死	

8. 後備照顧者

姓名   電話

關係   (家屬、朋友、照顧者、社工等)

注意事項

姓名   電話

關係   (家屬、朋友、照顧者、社工等)

注意事項

姓名   電話

關係   (家屬、朋友、照顧者、社工等)

注意事項

照顧者花園
如何找後備照顧者？

照顧者花園
度身訂造的照顧

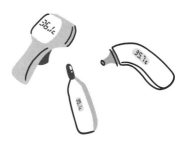

書籍編輯	陳曉蕾
書籍助理編輯	宋霖鈴
專題編採團隊	蕭煒春、陳珈琋
書籍設計	Half Room
插畫	@o_biechu

出版	大銀力量有限公司
	九龍油麻地上海街 433 號
	興華中心 21 樓 03-04 室
	bigsilver.org

發行	大銀力量有限公司
承印	森盈達印刷製作
印次	2022 年 10 月初版
規格	120mm×180mm　144 頁

BIG SILVER
COMMUNITY
大銀力量